AF296611

PUBLICATIONS DU *PROGRÈS MÉDICAL*

NOTES

SUR

LA MÉNINGITE SPINALE TUBERCULEUSE

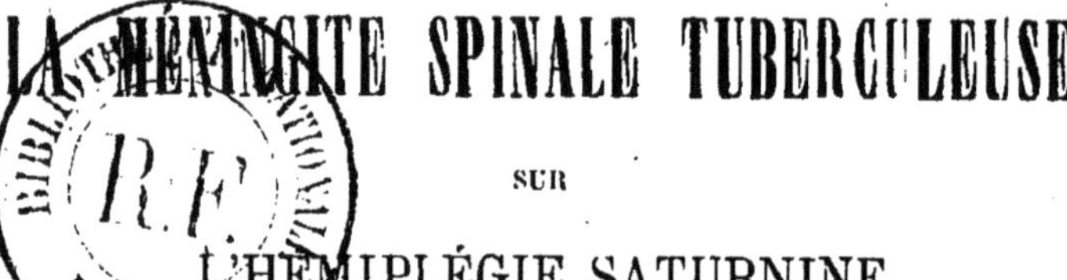

SUR

L'HÉMIPLÉGIE SATURNINE

ET

L'HÉMIANESTHÉSIE D'ORIGINE ALCOOLIQUE

PAR

Le Dr DEBOVE

Médecin des Hôpitaux
Agrégé de la Faculté de Médecine de Paris.

PARIS

Aux bureaux du PROGRÈS MÉDICAL | V. A. DELAHAYE et Cie, Libraires-Éditeurs
6, rue des Écoles. | 23, Place de l'Ecole-de-Médecine.

1879

NOTE

SUR LA

MÉNINGITE SPINALE TUBERCULEUSE [1]

Dans la séance du 9 août dernier, j'ai présenté à la Société les pièces anatomiques provenant d'un sujet ayant succombé le matin même, dans mon service de l'hôpital Temporaire, à une méningite cérébro-spinale tuberculeuse. Je vous demande la permission de revenir sur ce fait, intéressant par la prédominance des lésions spinales sur celles du cerveau.

Voici, en quelques mots, les lésions constatées : il y avait un semis de granulations tuberculeuses sur la dure-mère, l'arachnoïde et la pie-mère spinales. C'est sur cette dernière membrane qu'elles étaient le plus nombreuses, sur l'arachnoïde qu'elles l'étaient le moins. Elles étaient surtout confluentes en arrière, près du sillon médian et postérieur de la moelle. Au niveau de la queue de cheval,

---

(1) Note lue à la Société médicale des hôpitaux.

la congestion était intense; elle était peu marquée dans les autres régions. Sur toute la partie postérieure et sur la ligne médiane, on observait des lésions de méningite suppurée, peu marquées au niveau de la région lombaire, très-accentuées au niveau de la région dorsale, et qui allaient en s'effaçant vers la région cervicale. Le tissu médullaire, autant du moins qu'on en pouvait juger sur de simples coupes faites à l'état frais, ne présentait aucune altération évidente. Dans l'encéphale, les lésions se bornaient à quelques granulations tuberculeuses, au niveau des scissures de Sylvius, avec un peu de congestion des méninges, sans trace de suppuration ni d'exsudation fibrineuse. Il n'y avait ni altération de la substance cérébrale ni épanchement ventriculaire. Les seuls organes en dehors de ceux que nous venons de signaler qui aient présenté des lésions étaient les poumons, farcis de granulations, surtout aux sommets, où l'on constatait l'existence de petites cavernes.

Depuis l'époque où nous fîmes cette présentation à la Société, un examen plus attentif de ces pièces anatomiques ne nous a rien révélé qui valût la peine d'être rapporté. La moelle, durcie, a été coupée en tranches minces, et nous n'avons point constaté l'existence de tubercules médullaires, ce qui nous autorise à rapporter aux tubercules méningés les phénomènes observés.

Le fait le plus saillant de cette autopsie est la différence notable qui existait entre l'état des méninges rachidiennes et celles du cerveau; les premières présentent de nombreux tubercules et des lésions inflammatoires, les secondes montrent quelques rares tubercules et pas de méningite. L'observation clinique va accentuer ces différences, en nous montrant que les symptômes ont été presque exclusivement d'origine spinale.

Careme, âgé de 29 ans, menuisier, est entré le 5 août 1878 dans mon service de l'Hôpital Temporaire, salle Sainte-Ludivine, nᵒ 14. Sa mère, atteinte d'une affection chronique des voies respiratoires, tousse et crache depuis plusieurs mois. Son père est mort poitrinaire à l'âge de 44 ans. Lui-même n'a eu d'autres maladies que de l'impetigo et la variole dans son enfance.

Le 14 juin dernier, il entra à l'hôpital Lariboisière pour un lumbago (c'est du moins le nom qui fut, au dire du malade, donné à son affection) qui durait déjà depuis six semaines, le faisait vivement souffrir, l'obligeait à marcher voûté et dont il faisait remonter la cause à un courant d'air auquel il aurait été exposé. En outre, depuis plusieurs mois, il toussait, avait eu des hémoptysies. On lui fit appliquer 24 ventouses sèches sur la région lombaire, on parut attacher plus d'importance à son affection pulmonaire, il prit de la créosote, s'en trouva bien, dit-il, et le 18 juillet fut dirigé sur l'asile de Vincennes où il resta jusqu'au 1ᵉʳ août. Là, ses douleurs lombaires persistant, on lui administra des douches chaudes qui amenèrent quelque soulagement. A sa sortie, ces douleurs n'avaient pas disparu et, au mois d'août, sans cause appréciable, il ressentit des picotements, des fourmillements d'abord dans la cuisse gauche, puis dans le pied et le mollet du même coté, il voulut descendre de son lit et s'aperçut que la jambe gauche dont il ne souffrait pas était paralysée complétement. Le lendemain, 4 août, il eut beaucoup de peine à uriner, ce fut la dernière fois qu'il urina seul. Le 5 il eut une selle, mais non sans de grandes difficultés, il se décida alors à rentrer à l'hôpital.

A notre visite, le 6 août au matin, nous le trouvons dans le décubitus dorsal, se plaignant de douleurs lombaires qui, par moment, lui arrachent des cris, les mouvements volontaires du membre inférieur gauche sont abolis, il retombe inerte lorsqu'on le soulève. A droite, les mouvements sont conservés. Les impressions tactiles sont parfaitement perçues à droite aussi bien qu'à gauche ; il existe cependant à gauche un certain nombre de points douloureux à la pression correspondant aux points lombaire, sacro-iliaque, fessier et trochantérien. Au niveau des lombes, la pression est douloureuse des deux côtés, mais elle l'est bien davantage à la région dorsale, de chaque côté de la crête des apophyses épineuses, dans l'espace compris entre cette crète et le bord interne de l'omoplate ; le moindre attouchement de cette région provoque de vives douleurs. La pression limitée aux apophyses épineuses n'éveille de douleur en aucun point.

L'auscultation fait entendre au sommet gauche de gros

râles humides, presque du gargouillement sous la clavicule, et au sommet droit du souffle en avant et en arrière. Le cœur ne présente rien d'anormal.

De la vessie distendue, on retire par le cathétérisme plus d'un litre d'une urine qui ne contient aucun produit pathologique. La température est de 38° dans l'aisselle.

6 *août*, soir. T. 38° 3 dans l'aisselle. L'état du malade n'a pas changé. La rétention d'urine et la constipation persistent. Les douleurs sont à peine calmées quelques instants par la morphine en injections sous-cutanées.

7 *août*, matin. T. 38°,1. Les douleurs lombaires sont devenues atroces. Le membre inférieur droit est comme le gauche absolument paralysé. La sensibilité dans ses divers modes est complétement abolie à gauche ; à droite, elle n'est conservée que pour le tact et par places seulement ; elle est très-diminuée au niveau de la paroi abdominale, abolie même par places, mais il n'est pas possible de déterminer exactement la limite des régions où la sensibilité est normale. Les membres supérieurs ne présentent aucun trouble de la motilité ni de la sensibilité. Il existe, au bas de la région sacrée, une plaque violacée, indice d'une eschare en voie de formation.

7 *août*, soir, T. 38°,6. Le malade qui jusqu'alors n'avait point accusé de douleur de tête et n'avait présenté aucun trouble intellectuel commence à déraisonner. Toute la nuit il a du délire, tombe de son lit en voulant se lever. Il meurt le 8 août à 6 heures du matin.

Peu de jours avant la présentation de ma pièce anatomique, dans sa thèse inaugurale, M. Chateaufort (1) rapportait une observation qui, par divers côtés, se rapprochait de la nôtre. Il s'agissait d'une malade atteinte de tuberculose pulmonaire avancée, qui présenta plusieurs jours avant sa mort une douleur vive le long de la colonne vertébrale, s'irradiant vers les membres inférieurs et une rigidité très-marquée du tronc, puis du délire et finalement une paralysie avec eschare sacrée.

Cette observation si intéressante diffère de la nôtre à divers égards, notamment par la contracture et par l'appari-

---

(1) Chateaufort.—*Contribution à l'étude de la méningite spinale tuberculeuse.* Thèse inaugurale. Paris, 1878, n° 384.

tion tardive de la paralysie. A l'autopsie, on trouva des lésions de méningite cérébro-spinale tuberculeuse. Dans notre observation, les phénomènes de la méningite spinale sont plus accentués ; en effet, cliniquement, les phénomènes peuvent tous être rapportés à une lésion médullaire ; les accidents cérébraux ont joué un rôle peu important, ils ont été ultimes, et l'anatomie pathologique, montrant dans la cavité crânienne des lésions peu avancées, dans la cavité rachidienne des lésions très accentuées, vient confirmer cette manière de voir.

L'observation que nous rapportons ici est exceptionnelle; il est extrêmement rare de voir les phénomènes cérébraux survenir consécutivement aux phénomènes médullaires. La marche inverse est la règle, et peut-être est-on trop tenté alors de tout rapporter à la lésion cérébrale, ainsi que l'ont fait nombre d'auteurs, et très-notamment notre très-distingué collègue et ami le docteur Rendu (1) dans son remarquable travail sur les paralysies de la méningite tuberculeuse. Nous croyons que s'il eût observé des faits analogues à ceux que nous publions, il eût été plus réservé en formulant cette conclusion : « De toutes ces considérations, je me crois autorisé à conclure que l'existence des granulations tuberculeuses sur les méninges spinales n'a qu'un intérêt purement anatomique et que leur valeur, au point de vue clinique, a été peut-être exagérée (*loc cit.*, p. 66). » La manière de voir de M. Rendu est basée surtout sur l'absence des paraplégies. — Notre observation et celle de M. Chateaufort montrent la possibilité de ces paraplégies.

Hâtons-nous de dire que nous n'entendons nullement infirmer les conclusions du travail de M. Rendu, ni celles de M. Landouzy (2); nous croyons que, dans la grande ma-

---

(1) Rendu. — *Recherches cliniques et anatomiques sur les paralysies liées à la méningite tuberculeuse.* — Thèse. Paris. 1873.

(2) Landouzy. — *Contribution à l'étude des convulsions et des paralysies liées aux méningo-encéphalites fronto-pariétales.* Thèse, Paris. 1875.

jorité des cas, la lésion cérébrale est la cause des paralysies, mais elle n'en est pas la cause exclusive. L'interprétation des phénomènes paralytiques de la méningite tuberculeuse est donc complexe, et cette maladie ne saurait
être prise comme type dans l'étude des localisations cérébrales ; d'abord parce que les lésions des hémisphères ne
sont pas circonscrites, mais ordinairement plus ou moins
diffuses, en second lieu parce que les lésions médullaires,
interviennent pour une part qu'il n'est pas toujours facile
de déterminer.

Il est probable que ces troubles paralytiques dus à des
lésions tuberculeuses médullaires ne sont pas rares, mais
ils passent inaperçus ou plutôt sont confondus avec ceux
liés à l'affection cérébrale. Les auteurs paraissent en effet
avoir oublié que la méningite tuberculeuse est une méningite cérébro-spinale.

Anatomiquement M. Magnan et M. Liouville ont établi
le fait d'une manière incontestable, mais cliniquement on
considère toujours l'affection en question comme purement
cérébrale. Les phénomènes cérébraux surviennent ordinairement les premiers, les phénomènes spinaux arrivant
ensuite et tardivement sont difficiles à isoler. Ce qui fait
l'intérêt de notre observation c'est que les lésions ont
débuté par la moelle, et que la lésion cérébrale a été re-
lativement de peu d'importance.

S'il était publié un certain nombre de faits analogues au
nôtre, peut-être serait-il possible d'isoler pour ainsi dire les
phénomènes spinaux et de décrire leurs caractères de
façon à pouvoir les reconnaître dans les cas de méningite
cérébro-spinale.

C'est une tâche que nous n'essayerons pas d'accomplir,
persuadé qu'on ne pourrait le faire qu'avec un plus grand
nombre d'observations.

NOTE

SUR

L'HÉMIPLÉGIE SATURNINE

ET SUR

SON TRAITEMENT PAR L'APPLICATION D'UN AIMANT [1]

L'hémiplégie saturnine est connue depuis quelques années seulement. Si nous consultons, en effet, l'ouvrage de Tanquerel des Planches (2), nous y trouvons le passage suivant : « Stoll et M. Andral ont vu des hémiplégies saturnines. Si l'on comprend sous ce nom la paralysie partielle ou générale d'un membre supérieur, accompagnée de la paralysie partielle ou générale du membre inférieur correspondant, nous dirons aussi que nous avons vu une hémiplégie produite par le plomb : notre observation XI en fait foi. Chez cet homme il y avait une paralysie du poignet et

---

(1) Note lue à la *Société médicale des hôpitaux*.
(2) Tanquerel des Planches. — *Traité des maladies de plomb*. Tome II, p. 60. Paris 1839.

des doigts du côté gauche avec une paralysie de la cuisse
du même côté. » Après avoir lu cette observation, nous
sommes convaincus que Tanquerel n'avait point vu d'hémiplégie saturnine. Contrairement à son assertion , nous
n'avons trouvé aucun passage de Stoll ni d'Andral qui
permit de leur en attribuer la paternité. Elle est connue
seulement depuis les travaux de MM. Vulpian et Raymond (1), de Cours (2), Renaut (3), Ananieff (4), Sturge (5).

Ajoutons que notre distingué collègue, M. Raymond (6),
dans sa thèse inaugurale, a fait le parallèle des hémianesthésies saturnines avec celles qui se développent sous l'influence d'une autre cause.

Le petit nombre d'observations publiées sur ce sujet (nous
n'avons pas pu en réunir plus de cinq), nous a engagé à ne
pas laisser inédit un fait observé à l'Hôtel-Dieu dans le
service de M. Oulmont que nous avons l'honneur de suppléer. Nous croyons avoir relevé plusieurs particularités
importantes négligées par les observateurs que nous venons de nommer, surtout en ce qui concerne les troubles de
la vision. Nous avons, en outre, heureusement réussi à
faire disparaître l'hémianesthésie au contact d'un aimant,
résultat thérapeutique qui permet de compléter le parallèle de cette paralysie avec celles qui s'observent dans le
cours de l'hystérie et de diverses affections cérébrales.

Marcheras, peintre, âgé de 26 ans, couché au lit n° 26 de la
salle Saint-Augustin. Rien à noter dans ses antécédents ; il
n'a pas eu de rhumatisme, ni de syphilis ; jamais il n'a fait

(1) Raymond (F.) — *Gaz. méd. de Paris*, 1876, n° 30, p. 351.
(2) De Cours. — Thèse, Paris 1875, n° 248.
(3) Renaut. — Thèse agrégation, Paris 1875.
(4) Ananieff. — Thèse, Paris 1878, n° 113.
(5) Sturge. — *On hemianesthesia (Brit. med. journ.* 1878).
(6) Raymond. — Thèse, Paris 1876.

d'excès de boisson, il buvait ordinairement de la bière, et en quantité modérée. C'est un sujet vigoureux et très-robuste en apparence. Depuis l'âge de 13 ans, il travaille à la peinture, peint des lits ; à 15 ans il eut une violente attaque de colique saturnine caractérisée par de vives douleurs, de la constipation, de la rétraction du ventre. Cette année, il a été repris de coliques et fut soigné à l'hôpital Cochin. A sa sortie, il eut une diarrhée qui dura trois semaines, accompagnée d'un sentiment de faiblesse du côté gauche du corps, marqué surtout au bras.

Peu de jours avant son entrée à l'Hôtel-Dieu, il eut avec des camarades une discussion à la suite de laquelle il fut conduit à la Préfecture de police, accusé d'avoir résisté à des agents ; il n'a que des notions fort vagues sur la façon dont les choses se sont passées, et le jour de son admission à l'hôpital, il dit avoir été ramassé sur la voie publique à la suite d'une attaque d'épilepsie. On constate dès ce moment l'existence d'une hémiplégie gauche. Les mouvements des membres de ce côté sont très-difficiles, la commissure correspondante est plus rapprochée de la ligne médiane, la paupière tombe légèrement ; les mouvements réflexes sont diminués dans les mêmes parties, mais l'excitabilité électrique de leurs muscles est conservée. Il existe à l'épaule gauche, à la hanche, aux malléoles, des douleurs assez prononcées et des fourmillements continuels dans la partie gauche du corps. De ce côté les excitations douloureuses ne sont plus perçues excepté à la partie interne du bras et de l'avant-bras, à la pulpe des doigts, à la partie interne et supérieure de la cuisse, à la partie postérieure de la jambe, à la pulpe des orteils. La sensibilité à la température est perdue dans les mêmes points que la sensibilité à la douleur. Les notions de la forme, de la consistance et du poids des objets appréciés à l'aide de la main gauche, les yeux fermés, sont fort vagues. Les sens spéciaux présentent également des troubles ; la vue est très-affaiblie du côté gauche ; il n'y a pas de strabisme. En bouchant la narine droite, le malade ne perçoit aucune sensation en respirant de l'éther ou de l'ammoniaque ; on ne provoque aucune sensation en excitant mécaniquement la muqueuse olfactive du côté gauche. Une montre étant tenue à un millimètre de l'oreille gauche, le sujet ne perçoit aucun bruit. On ne constate pas de troubles trophiques et les parties gauches du corps présentent le même aspect que les parties correspondantes du côté opposé. Il n'existe pas de troubles marqués des divers appareils splanchniques, la sécrétion urinaire est normale ; il y a un peu de dyspepsie et un liséré gingival caractéristique.

Les jours suivants, le malade tombe dans une espèce de somnolence dont il est difficile de le tirer ; les réponses sont lentes, la parole gênée, la voix basse et hésitante, la céphalalgie intense, les fourmillements s'accusent du côté paralysé. On prescrit du bromure et de l'iodure de potassium. — 4 *août*. Etat semi-comateux ; réponses par monosyllabes. — 5 *août*. Amélioration ; sujet comprend ce qu'on lui dit. — 6 *août*. Malade se plaint toujours de douleurs dans le côté gauche du corps. La main et l'avant-bras sont légèrement contracturés.

7 *août*. La contractilité électrique des muscles est conservée, mais notablement diminuée. Nouveau cathétérisme, ni sucre, ni albumine. — 8 *août*. Nouvel accès de convulsions, limité au côté gauche du corps, accompagné d'émissions involontaires d'urines. — 9 *août*. Les convulsions se sont reproduites deux fois dans la journée et la nuit. Le matin, délire et coma ; insensibilité complète et roideur de tout le côté gauche, l'excitation du tégument ne produit pas de mouvement réflexe. — 10 *août*. Etat comateux; roideur à gauche. — 11 *août*. Même état ; le malade ne répond pas, ne semble pas entendre, parfois il pousse des gémissements, s'agite sur son lit, sans cependant présenter de convulsions, il veut se lever, on est obligé de l'attacher ; il urine dans le lit. La roideur persiste dans tout le côté gauche. — 12 *août*. Depuis hier, dans la soirée, il a commencé à reprendre connaissance ; vers une heure du matin, il a eu un accès de convulsions limité au côté gauche, qui a duré dix minutes environ ; à la visite du matin, il paraît n'être plus étranger à ce qui se passe autour de lui, mais ne peut parler ; il essaie de se faire comprendre par signes. Les mouvements volontaires sont possibles, mais très-faibles. Les mouvements d'extension des doigts sont lents et pénibles. Il en est de même des mouvements de l'avant-bras sur le bras et de ce dernier sur l'épaule. Mêmes troubles aux membres inférieurs. La sensibilité est revenue sur quelques points, au bras, le long des gros vaisseaux, dans la plus grande partie de la main, à la partie interne de la cuisse, et par places sur le côté gauche du tronc. — 13 *août*. Même état ; le malade demande à manger ; la parole est très-embarrassée, presque incompréhensible. — 14 *août*. Le malade commence à se faire comprendre il se plaint de douleurs dans l'épaule et le bras gauches; la pupille du même côté est très-dilatée. Il accuse en outre des fourmillements dans le côté droit, semblables à ceux qu'il ressentait au début dans le côté gauche. — 18 *août*. Les accidents se prononcent à droite ; le malade ne voit plus des deux yeux qu'à travers un épais brouillard, sans rien distin-

guer. L'analgésie a envahi presque toute la moitié droite du corps. Les mouvements des membres inférieurs sont possibles, mais pénibles ; il en est de même du membre supérieur gauche. Douleur au niveau du sternum, sans gêne de la respiration. Miction volontaire possible, mais lente et pénible.

.19 *août*. Amélioration. Cessation des douleurs. Mouvements plus faciles. L'œil droit a recouvré la vision, mais non le gauche. Même état de la sensibilité générale. — 21 *août*. Retour des accidents encéphalopathiques. Somnolence. Roideurs. Plusieurs attaques épileptiformes dans la journée et dans la nuit. Sirop de chloral : 3 grammes. — 23 *août*. Coma avec déviation conjuguée de la tête et des yeux à droite. Insensibilité, résolution générale. Dans la journée, paroles incohérentes ; on est obligé d'employer la camisole de force ; délire professionnel. On voit très-nettement que tout le côté gauche reste contracturé et complétement insensible aux excitations (pincements, piqûres, etc.) ; les mêmes excitants appliqués du côté droit arrachent des cris et provoquent des mouvements. — 24 *août*. Le malade répond à peu près aux questions qui lui sont posées. — 26 *août*. Nouvelle attaque de coma interrompue par des convulsions et du délire ; le côté gauche est contracturé. — 27 *août*. Nouvelle amélioration ; l'intelligence revient ; douleurs abdominales ; la respiration est gênée, signes de congestion aux deux bases du poumon, vingt ventouses sèches. — 28 *août*. Mieux sensible ; malade se plaint du côté gauche qui est roide et contracturé, pas de déviation sensible de la face. Insensibilité du côté gauche, ne voit rien de l'œil gauche ; urines abondantes, un peu de constipation, langue saburrale, apyrexie. — 29 *août*. Le malade raconte qu'il a été pris cette nuit d'un tremblement d'un quart d'heure environ dans la jambe gauche ; le matin, roideur de la jambe gauche. — 30 *août*. Amélioration ; les mouvements sont revenus dans la jambe et le pied. Sensibilité a reparu jusqu'au genou.

Cette observation nous a été communiquée par M. Piogey, externe des hôpitaux, qui l'avait recueillie jour par jour dès l'entrée du malade.

Au premier janvier nous fûmes chargés de suppléer M. le docteur Oulmont. Le nommé M... ne présentait plus alors qu'une hémiplégie gauche du corps, portant à la fois sur la motilité et la sensibilité.

Lorsqu'il essayait de marcher, il boitait et se sentait plus

faible de la jambe gauche; la constriction qu'il pouvait
exercer avec la main gauche était notablement inférieure à
celle qu'il pouvait produire avec la main droite, la bouche était légèrement déviée à droite, il n'y avait point de
trouble des mouvements des yeux ni des paupières, les
pupilles étaient égales.

La sensibilité avait disparu dans presque tout le côté
gauche. Elle existait encore affaiblie à la pulpe des doigts,
à la face interne du bras. En ces points, les excitations pour
être perçues devaient être assez vives ; elles ne l'étaient,
en outre, qu'avec un retard appréciable. Tous les autres
points pouvaient être irrités, pincés, piqués, non-seulement
sans que le sujet perçût aucune douleur, mais sans même
qu'il en eût conscience ; il en est de même des muqueuses
de la moitié droite de la bouche, de la narine correspondante, de la conjonctive et de la cornée. Les sens spéciaux
étaient également affectés ; des substances amères telles
que l'aloès et la coloquinte ne produisaient aucune sensation appliquées sur la moitié gauche de la langue; il en
était de même des substances odorantes, si on avait soin
de boucher la narine droite, elles ne donnaient lieu à
aucune sensation ; l'audition de l'oreille gauche était
abolie.

En un mot il s'agissait d'un cas d'hémiplégie du mouvement et de la sensibilité ; cette dernière nous paraissait en
tout point comparable à celle si fréquemment observée chez
les hystériques et dans les affections cérébrales dont le
siége a été bien déterminé par Türck et M. Charcot. Nous
avons voulu pousser plus loin l'étude de nos malades, nous
avons prié MM. Landolt et Gellé d'examiner particulière-
ment la vue et l'audition et de nous indiquer les ressem-
blances et dissemblances que pouvaient présenter les troubles de ces appareils avec ceux qu'ils avaient étudiés avec
soin chez les hystériques.

M. Gellé a constaté que l'ouïe était intacte à droite et

qu'elle avait disparu à gauche. Ce résultat fut attribué en partie à une oblitération de la trompe d'Eustache de ce côté ; en effet, après le cathétérisme de ce conduit, le malade put percevoir le tic-tac d'une montre à une distance de cinq centimètres de l'oreille. — M. Landolt examina les yeux de notre malade le 8 janvier. Ils ne présentent extérieurement rien d'anormal, leurs mouvements sont libres. L'œil gauche distingue à peine les doigts de la main, il ne reconnaît pas les couleurs qui paraissent toutes d'un gris de nuance variable, son champ visuel n'a pu être déterminé à cause de la faiblesse de la vue.

L'œil droit compte les doigts à quatre mètres et demi et avec une certaine difficulté. Le rouge est la couleur la mieux perçue, le vert est perçu également, le bleu et le violet semblent noirs, le jaune paraît blanc et l'orangé tantôt rouge, tantôt orange. La configuration du champ visuel est normale, mais il est peu étendu, ses limites sont en haut 55°, en haut et en dehors 65°, en dehors 85°, en dehors et en bas 85°, en bas 42°, en dedans et en bas 34° ; en dedans 35°, en dedans et en haut 50°. Il existe deux scotomes circulaires concentriques dont l'un s'étend à peu près du 25° au 30° et l'autre du 40° au 70°. Nous soupçonnions déjà l'existence de points insensibles dans la rétine, dès le début de notre examen, en raison de cette circonstance que le malade pour distinguer la forme des objets était obligé de prendre des attitudes variées. A l'ophthalmoscope, les papilles sont d'un rouge grisâtre, les veines dilatées ; en dehors de cela rien d'anormal.

On voit, par tout ce qui vient d'être dit, que notre cas avait la plus grande ressemblance avec l'hémianesthésie hystérique ; restait à savoir si le traitement produirait les mêmes effets, si l'application des aimants ferait réapparaître la sensibilité, soit momentanément avec phénomène de transfert, comme cela s'observe chez les hystériques, soit définitivement comme M. Charcot l'a observé dans plusieurs cas d'affection cérébrale. Ne disposant point des appareils nécessaires, nous fîmes conduire le 12 janvier notre malade au laboratoire de M. Charcot à la Salpêtrière. L'application de l'aimant eut lieu sous sa direction en présence d'un certain nombre d'élèves. M. le professeur Trélat assistait également à l'expérience. Nous relatons, avec soin, toutes ces circonstances, peu importantes en d'autres occasions, qu'il est cependant utile de rapporter parce que les guérisons observées ont été contestées et rapportées soit à la crédulité de l'observateur, soit à un certain état moral du malade ; ce sont là des objections sur lesquelles nous reviendrons un peu plus loin ; pour le moment, nous nous contenterons de constater les faits. La main du malade fut placée au contact d'un aimant. Un quart d'heure après, la sensibilité était revenue dans presque toute la moitié gauche du corps. Les seuls points de l'enveloppe cutanée où elle ne fût pas revenue étaient une partie de l'aile gauche du nez, et la plante du pied du côté gauche. La moitié gauche de la langue et la moitié correspondante de la muqueuse buccale et pharyngée, la muqueuse nasale du côté gauche étaient également restées insensibles aux excitants généraux et spéciaux. Une application prolongée de l'aimant sur la main, puis sur la langue ne changea rien à cet état de choses. M. Landolt qui assistait à l'expérience voulut bien se charger d'examiner séance tenante les modifications survenues du côté de l'œil.

Avant l'application de l'aimant, nous nous étions assurés que la vision du malade présentait des troubles identiques à ceux que nous avons relatés précédemment. Un quart d'heure après son application, l'œil gauche put compter les doigts de la main à une distance de 40 centimètres et distinguer toutes les couleurs. Le champ visuel, qu'on n'avait pu examiner précédemment à cause de la faiblesse de la vue, est de configuration normale et un peu rétréci ; il s'étend en haut à 35°, en haut et en dehors à 38°, en

dehors à 55°, en dehors et en bas à 60°, en bas à 55°, en dedans et en bas à 40°, en dedans à 45°, en dedans et en haut à 38°. Le malade indique en outre plusieurs parties insensibles aux excitations lumineuses, qui font très-nettement reconnaître un scotome annulaire. L'acuité visuelle

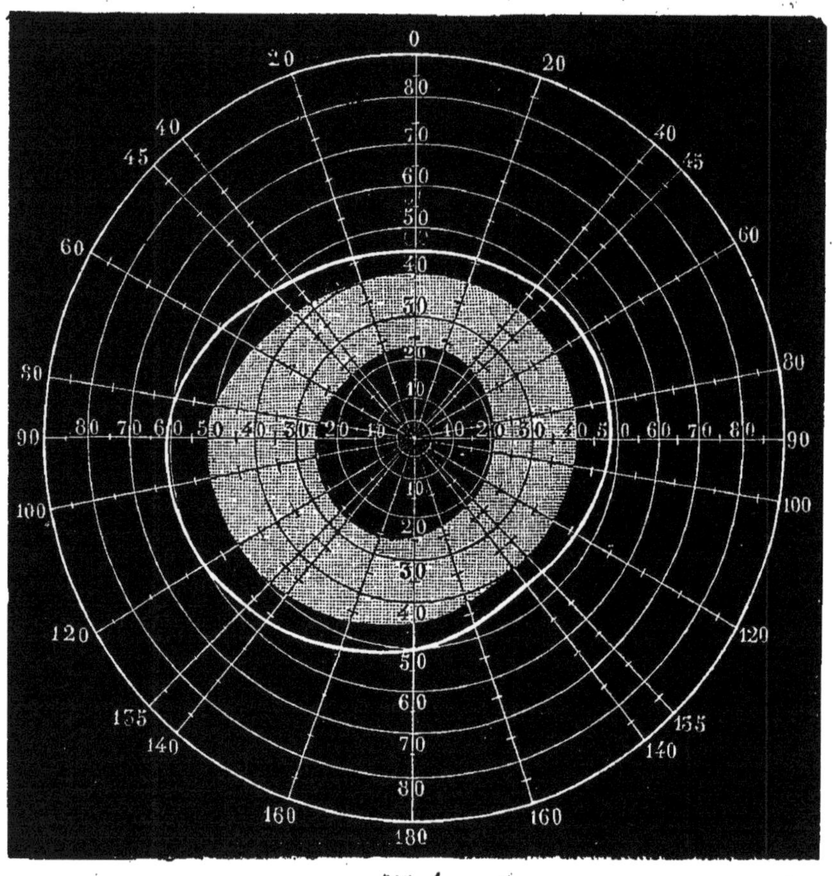

Fig. 1

de l'œil droit est égale au tiers de la normale, il distingue toutes les couleurs sans hésitation. Son champ visuel s'est agrandi, il s'étend en haut à 55°, en haut et en dehors à 65°, en dehors à 87°, en dehors et en bas à 85°, en bas à

60°, en dedans et en bas à 40°, en dedans à 45°, en dedans. et en haut à 60°. Il existe deux scotomes annulaires, parallèles, semblables à ceux de la *Fig. 2.*

L'amélioration obtenue s'accentue les jours suivants ; le 14 janvier, la sensibilité générale et spéciale de la muqueuse nasale du côté gauche reparaissait. La perte du goût à gauche persistait.

Le 18 janvier, nouvel examen des yeux, qui donna les résultats suivants : L'œil gauche compte les doigts à une distance de 60 centimètres, toutes les couleurs sont perçues, la *Fig. 1* indique l'étendue du champ visuel, la zone blanche indique la forme du scotome. L'œil droit est emmétrope, son acuité visuelle est de 0,7 à 0,8. Toutes les couleurs sont parfaitement distinguées. Deux scotomes annulaires comme le montre la *Fig. 2.*

Le 20 janvier, M. Gellé voulut bien procéder à un nouvel examen de l'oreille, et il reconnut que l'ouïe était complétement revenue du côté gauche, que le bruit d'une montre était parfaitement perçu à plus d'un mètre de l'oreille. Nous fîmes à ce distingué confrère cette objection, que la guérison était peut-être le résultat du cathétérisme pratiqué peu de jours auparavant ; mais il nous affirma que cette guérison avait été trop rapide, trop complète pour accepter cette interprétation, et il n'hésita pas à la rapporter tout entière au traitement institué.

La santé du malade paraît s'améliorer, mais nous croyons qu'il s'agit là seulement d'un effet moral, dû à ce qu'il a vu disparaître un des symptômes principaux de sa maladie.

La longue observation, dont nous venons d'entretenir la Société, nous a paru intéressante à rapporter, à plusieurs points de vue. L'hémiplégie saturnine, en effet, n'est pas un accident fréquent, et, grâce à l'obligeance de M. Landolt, nous croyons avoir mieux étudié, que la chose n'avait été faite jusqu'ici, les troubles de la vision. Nous ne saurions dire toutefois si, dans tous les cas d'hémianesthésie

saturnine, on observera les mêmes particularités, c'est une
question que des observations ultérieures, portant sur un
grand nombre de malades, pourront résoudre. Quant au
traitement des troubles de sensibilité par l'aimant, il n'a

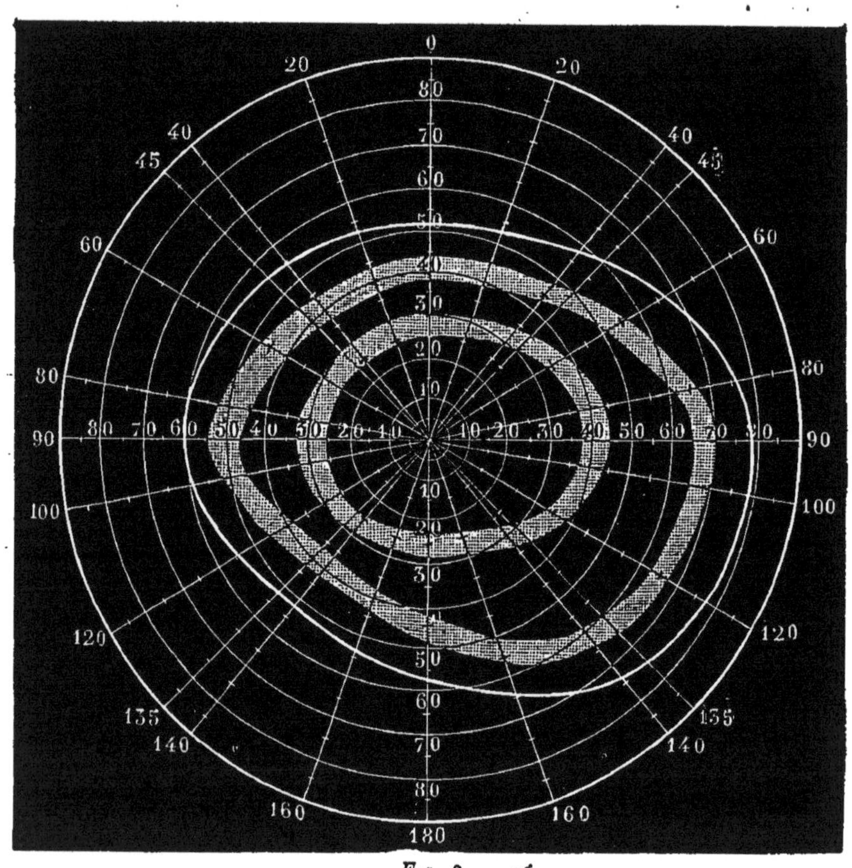

Fig. 2.

pas encore été étudié, à notre connaissance; il mérite d'atti-
rer l'attention; au point de vue thérapeutique et au point
de vue pathologique, il complète la ressemblance des
hémianesthésies d'origine saturnine avec celles dues aux
lésions cérébrales circonscrites ou à l'hystérie.

Il est vraisemblable, ici, qu'il s'agit d'une guérison défini-
tive, comme celle observée dans les affections cérébrales,
et non d'une guérison momentanée ou mieux d'une sorte
de déplacement de l'anesthésie, comme on l'observe dans
l'hystérie. Les jours qui suivirent l'application de l'aimant,
l'amélioration s'accentua; la muqueuse nasale redevint
sensible, la vue fut de plus en plus nette; en un mot, cette
amélioration qui s'est prononcée tous les jours davantage,
nous permet de croire qu'il s'agit d'une guérison durable.

Le fait que nous avons rapporté aura à subir les objections alléguées contre les mêmes expériences pratiquées sur
les hystériques; on a tour à tour invoqué la simulation des
malades, la crédulité des médecins ou bien encore une certaine attention du malade, qui amènerait le retour de la
sensibilité. Nous sommes convaincus que, d'ici peu de
temps, ces faits deviendront classiques, et seront acceptés
par tous; mais aujourd'hui ils soulèvent les critiques
d'hommes éminents, elles doivent nous arrêter.

Notre malade était bien hémianesthésique avant l'expérience, cette hémianesthésie n'était pas si nulée. Il s'agit
d'un homme peu romanesque, qui n'a qu'un désir, guérir
et sortir de l'hôpital le plus tôt possible. Cet argument, que
l'imagination des malades joue le rôle principal en cette
affaire, est bien peu valable pour les hystériques et nullement pour un sujet comme celui qui fait l'objet de cette
observation. Il est d'ailleurs un certain nombre de signes
qui font écarter toute idée de simulation, notre malade se
laisse traverser le bras par des aiguilles, sans accuser la
moindre douleur; on introduit des corps étrangers, des
substances odorantes dans la fosse nasale gauche sans produire aucun éternument; des expériences analogues ont été
faites sur la bouche; la partie gauche du pharynx est
excitée sans résultat; des corps étrangers ont été promе-
nés sur la cornée sans produire de clignement. Nous ne
croyons pas qu'il existe de sujet assez maître de ses actions

réflexes , pour simuler un pareil état pathologique.

En Angleterre, Carpenter a attribué les effets de l'aimant et de la métallothérapie, dans l'anesthésie hystérique, à une attention soutenue des malades (*expectant attention*). Ici une pareille explication ne saurait être proposée. Notre sujet ignorait absolument le but que nous nous proposions, il savait seulement qu'on allait l'électriser, or depuis plusieurs mois on l'électrisait avec un appareil faradique, sans aucune espèce de résultat.

Nous irons même plus loin, nous n'avons pu influencer nous-même le malade, la guérison ayant eu lieu à un moment où nous ne l'attendions guère; voici, en effet, comment les choses se sont passées. Pour répondre aux auteurs qui soutiennent que l'imagination joue le rôle principal, nous résolûmes de faire d'abord une fausse expérience. La main du sujet fut placée entre les deux pôles de l'électro-aimant, de Faraday, sans qu'on les mît en communication avec la pile; au bout d'un quart d'heure, la sensibilité était revenue, à la grande stupéfaction du malade et un peu à la nôtre. Que s'était-il passé. Les barres de fer doux de l'appareil, qui servaient depuis un certain temps, s'étaient aimantées, elles attiraient le fer de la façon la plus manifeste, et l'action de l'aimant s'était produite à notre insu. Dira-t-on encore ici que l'imagination de l'opéré et des opérateurs a joué le rôle principal?

Nous n'ignorons pas que, malgré toutes les précautions prises, des esprits sceptiques nieront l'hémianesthésie saturnine et l'influence que l'aimant peut exercer sur elle. Nous espérons qu'ils voudront bien, par de nouvelles observations, infirmer celle que nous venons de publier.

NOTE

SUR UN

UN CAS D'HÉMIANESTHÉSIE

D'ORIGINE ALCOOLIQUE [1]

L'intérêt que la Société médicale a paru prendre, dans sa dernière séance à une note que j'ai lue sur l'hémianesthésie saturnine et sur son traitement par l'aimant, m'engage à vous entretenir d'un fait que j'ai observé il y a déjà trois ans dans le service du professeur Béhier. Il s'agit d'un malade atteint d'hémianesthésie alcoolique guéri par l'électricité.

Cet homme, âgé de cinquante ans, était un sujet vigoureux, alcoolique, qui ingérait quotidiennement des quantités considérables d'eau-de-vie et avait même fini par trouver que le vin n'avait aucune saveur. Il entra à l'Hôtel-Dieu pour une pneumonie, eut un violent accès de *delirium*

---

(1) Note lue à la Société médicale des hôpitaux.

tremens et se rétablit. Pendant sa convalescence nous avons constaté qu'il était atteint d'hémianesthésie du côté gauche, portant sur tous les modes de la sensibilité cutanée et sur les sens spéciaux. Notre examen lui révéla l'existence de ce symptôme, il ne put, par conséquent, nous dire à quelle époque en remontait le début ; on verra tout à l'heure que nous pouvons le faire remonter à une période de cinq années.

Avec mon ami le docteur Regnard, nous avons essayé de faire revenir la sensibilité par divers procédés. Dans une première séance, nous avons appliqué sur l'avant-bras du malade diverses pièces métalliques, et cela pendant une demi-heure environ; nous n'avons rien obtenu, si ce n'est avec les pièces d'argent qui ont momentanément ramené la sensibilité dans une zone très-limitée. Le lendemain, nous eûmes recours à des courants continus très-faibles, et sous leur influence l'anesthésie disparut. Voici exactement le procédé suivi : une pile composée de deux petits éléments de Trouvé (papier et sulfate de cuivre), montés en quantité, ont été mis en communication avec le malade, de telle façon que l'un des pôles était appliqué au front et l'autre à la face dorsale du pied. Au bout de trente-cinq minutes, la sensibilité générale et spéciale était revenue ; la guérison persista comme put le constater M. P. Regnard qui vit le malade trois années plus tard.

Il est une particularité qui se manifesta immédiatement lorsque revint la sensibilité, ce fut l'apparition d'une sciatique. En interrogeant le malade, nous apprîmes qu'il en avait souffert pendant de longues années, qu'elle avait disparu il y avait cinq ans pour revenir au moment même où la sensibilité reparut: il est probable que l'hémianesthésie avait pour ainsi dire masqué la sciatique, et lorsque notre malade rencontra, comme je viens de le dire plus haut, M. Regnard, il se plaignit vivement qu'on eût fait revenir une maladie ancienne, qui le faisait légèrement boiter et l'avait, à diverses reprises, obligé à entrer à l'hôpital.

Dans un moment où l'étude de l'hémianesthésie et de son traitement est à l'ordre du jour, il m'a paru intéressant de rapporter cette observation ; on ne peut cependant pas, dans le cas particulier, se féliciter du résultat thérapeutique obtenu, ainsi qu'il ressort de ce que nous venons de raconter.

VERSAILLES.— IMPRIMERIE CERF ET FILS, 59, RUE DUPLESSIS.